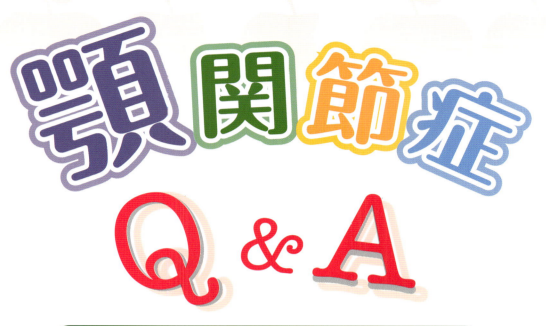

自分でできる予防と治療のアドバイス

中沢 勝宏

医学情報社

● はじめに ●

　「顎関節症」という病気は，以前はよくわからない病気だったので，患者さんの訴えや症状がよく理解できなかったり，治療に対する反応が期待通りでなかったりすると，「これは顎関節症ですね」という具合に診断されていました．いまでは随分わかってきたので，そのようなことは少なくなりました．よくわからない病気といっても，実際にはその症状や訴えにはさまざまな病気が隠されていたりします．

　いまから50年近く前には顎関節症と診断した患者さんに対しては咬合異常が原因と考えて咬合調整または咬合再構成（歯を削ったり，かぶせ物をしたりして噛み合わせをつくりなおすこと）を行っていました．しかし，前述の通りいろいろな問題が生じて，この病気にはさまざまな疾患が含まれていることがわかり，分類し直されるようになりました．

　顎関節症が現在のような考え方になり，治癒率を上げることができるようになるまでに半世紀近くもかかったのです．しかし，いまだにわからないことも多く，他の歯科疾患のように比較的単純に診断から治療に入ることができないでいるのです．このような理由から，一般の歯科医師からは扱いにくい，わかりにくい病気であると思われています．確かにこの病気を理解し，紛らわしい他の病気を除外診断するためにはそれなりの知識とスキルを必要としますが，いったん身につけてしまえば日常の臨床の流れにのせることも十分に可能なのです．

　本書は患者さんのために，ご自分が顎関節症かもしれないと思われたときの考え方や過ごし方の注意点をわかりやすくまとめました．さらに歯科医療者には，簡単な入門書として顎関節症の概要を知っていただくために，後半に解説を加えてあります．

　特に患者さんには巻末にあるセルフコントロール法を実践していただくだけで，顎関節症の予防と治療が同時にできると思います．著者の顎関節外来では，このセルフコントロールができている方と，なかなか実践できていない方では治療の進み方がとても違うのです．

　ここであらためて付け加えたいのは，除外診断が終了した「顎関節症」は，基本的に顎関節部の外傷であるということです．治療する立場でいえば，日中は上下の歯を接触させなければ顎関節部の安静は保てますし，夜間は何らかの方法で噛みしめによる顎関節部の負荷をコントロールすればよいのです．とはいうものの実際に行うことは難しいので，本書にあるいくつかのヒントをもとにセルフケアを行い，治療を進めていかれることを願っております．

著者

もくじ

顎関節症って，どんな病気？ ——————————————— 6

顎関節症は，関節・骨・筋肉のどこに問題があるの？ ——————— 8

どうして，顎関節症になるの？ ——————————————— 10

顎関節症はどうやって治すの？ ——————————————— 12

症状に気づいたら，すぐに診てもらうべき？ ————————— 14

顎関節症は予防できる？ ————————————————— 16

顎関節症と，頭痛や肩こりに関連性はある？ ————————— 18

噛む力が弱い子どもは将来，顎関節症になりやすい？ ————— 20

顎関節症の人が入れ歯を使っても大丈夫？ ——————————— 22

どんな人が顎関節症になりやすいの？ ———————————— 24

スポーツが顎関節症のリスクになることはあるの？ ——————— 26

スプリント療法とは，どんな治療法ですか？ ————————— 28

COLUMN

顎関節症の治療期間 ——————————————————— 11

悪玉ストレスと善玉ストレス ——————————————— 17

偏咀嚼は，いけないの？ ————————————————— 21

顎関節症治療としての，咬合調整は有効？ ——————————— 23

顎関節症の再発率と，再発の防止法 ————————————— 25

身体の痛みを伴う「精神疾患」と「心身症」 ————————— 27

悪玉ストレスを善玉ストレスに変える方法 ——————————— 40

NOTE

顎関節症の大きな「4タイプ」	7
あごの関節の仕組みを見てみましょう	9
顎関節症の発症メカニズム	11
顎関節症は「歯科医師に治してもらう疾患」ではありません！	13
もし，顎関節症になってしまったら	15
メンタルストレスと顎関節症との関係	17
単なる頭痛や肩こりと勘違いしやすい，顎関節症の症状	19
噛む力と顎関節症は，直接的には関係ありません	21
義歯と顎関節症	23
異変に気づいたときが，顎関節症の始まり	25
スポーツと顎関節症とのかかわり	27
スプリント療法とは	29

参考解説

Ⅰ．顎関節の特徴と構造	30
Ⅱ．顎関節を動かす筋肉	32
Ⅲ．日本顎関節学会による顎関節症の病態分類	33
Ⅳ．顎関節症のタイプと症状	34
Ⅴ．顎関節症とその鑑別疾患	35
Ⅵ．精神疾患と顎関節症の鑑別	36
Ⅶ．顎関節症と薬剤との関連性	36
Ⅷ．顎関節症の診断・治療	37

巻末付録 ※巻末付録はコピーしてそのままお使いいただけます

○自己牽引療法（あごのストレッチ）の方法
○日常の生活での注意事項

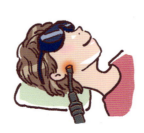
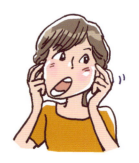

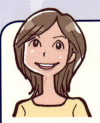
顎関節症って，どんな病気？

「顎関節症が若い人に増えている」という話をよく聞きます．身近に「歯医者さんに行ったら，顎関節症だといわれた」という人もいて，自分もそうならないか心配になってきました．顎関節症とはどんな病気で，どんな症状が出るのでしょうか？

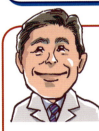
こんな症状があったら，顎関節症かも知れません

顎関節症とは，あごの関節に問題が起きて，痛みが出たり，口の開閉ができなくなったりする病気ですが，主に次のような症状があります．

《顎関節症の主な症状》
① あごの周囲・耳・こめかみ・後頭部・首などに筋肉痛のような痛みを感じる，ひんぱんに頭痛を感じる
② 口を開閉すると顎関節（耳の手前あたり）に痛みや違和感がある，あごをうまく動かせない
③ 顎関節に引っかかりを感じる，口を開けると耳元で"ガクガク"と音が鳴る
④ 顎関節に激しい痛みを感じる，口を閉じてもきちんと噛み合わない

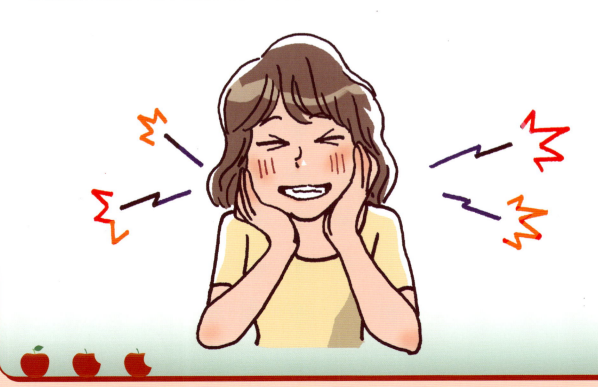

NOTE
顎関節症の大きな「4タイプ」

日本顎関節学会では，顎関節症の病態を大きく「4タイプ」に分類して考えています[1]．

Ⅰ型：咀嚼筋痛障害
（Myalgia of the masticatory muscle）

顎関節付近の筋肉や筋膜に病変が生じている状態．痛みの正体はいわゆる「筋肉痛」です．主に顎の周囲・耳・こめかみ・頭部・頸部（首）・肩などに症状が出ます．下顎骨の運動にかかわる筋肉（咀嚼筋，図1）には，頭部・頸部・肩の筋肉とつながっているものがあるため，一見，顎関節とは無関係のように思える部位にまで，影響が出ることがあります．多く見られるタイプですが，比較的早く治るタイプでもあります．

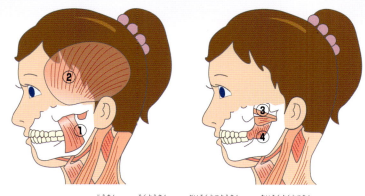

図1　咀嚼筋（①咬筋　②側頭筋　③外側翼突筋　④内側翼突筋）
（図は島田[2] より改変）

Ⅱ型：顎関節痛障害（Arthralgia of the temporomandibular joint）

顎関節が捻挫を起こしているような状態．顎関節そのものに痛みを感じます．「口を開けるだけでも痛い」「ものを噛むと痛い」など，痛みを強く感じるシチュエーションは人それぞれですが，あごを動かすと痛むという共通点があります．

Ⅲ型：顎関節円板障害（Temporomandibular joint disc derangement）

顎関節の内部に問題が生じている状態（図2-1，2）．顎関節の中にある関節円板にズレが起こってあごに引っかかりを感じたり，口を開閉すると「カクカク」と音が鳴ったりします（クリック音）．

クリック音自体は，顎関節に不調がない人でも感じるものなので心配はいりませんが，当初は「カクカク」だった音が次第に「ガクガク」と響く大きな音に

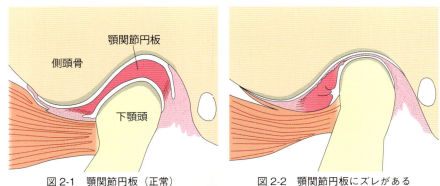

図2-1　顎関節円板（正常）　　図2-2　顎関節円板にズレがある

なったり，痛みを感じるようになったりするなど，症状に進行や変化がある場合は要注意です．

最も多くみられるタイプで，治癒にかかる時間の幅は，人によってかなり違いがあります．

Ⅳ型：変形性顎関節症（Osteoarthrosis/osteoarthritis of the temporomandibular joint）

顎関節の骨が変形した状態．口を開閉すると「ギシギシ」と軋むような音が鳴り（クレピタス音；軋轢音），顎関節に強い痛みを感じます．顎関節が急激に変形すると咬合状態（歯の噛み合わせ）が悪くなり，口を閉じても歯がきちんと噛み合わなくなることもあります．

1) 日本顎関節学会：http://kokuhoken.net/jstmj/
2) 島田　淳：歯医者に聞きたい顎関節症がわかる本．口腔保健協会，東京，2016．

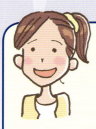

顎関節症は，関節・骨・筋肉のどこに問題があるの？

　顎関節症とは，あごの関節・骨・筋肉などの，どこに問題があって起こる病気なのでしょうか？

　インターネットで調べてみても，書かれていることがバラバラだったり，内容が難しすぎたりして，よくわかりません．

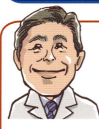

いずれの部位も，顎関節症と深くかかわっています

　主に，あごの関節・骨・筋肉，および神経経路が，顎関節症と深くかかわっています．ただ，前ページの質問でお答えした通り，顎関節症は大きく「4タイプ」に分かれるので，ご自身がどのタイプに当てはまるのか（身体のどこにどんな問題があるのか）は，人によってさまざまです．

　下の図は一番多いタイプの，顎関節円板のズレが原因で，顎関節で音（クリック音）がしたり，口が開かなくなったりする場合の模式図です．

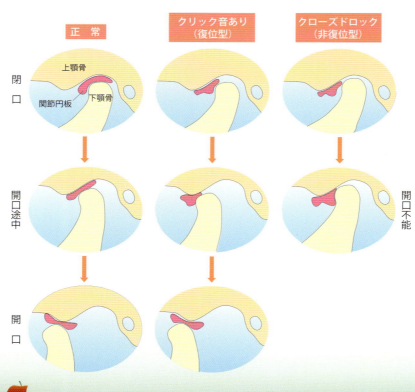

NOTE: あごの関節の仕組みを見てみましょう

顎関節を構成する骨

顎関節は，下顎頭（下顎骨につながる小さな凸部）と下顎窩（側頭骨の凹部），および関節結節（下顎頭と下顎窩を連結する関節）の3つで構成されており，通常，口を閉じている間は下顎窩のくぼみに下顎頭が納まっています（図1）．長期間にわたって下顎に過剰な力が加わると，これらの関節組織が変形したり破壊されたりして，顎関節症の発症につながることがあります．

関節円板

下顎頭の上部は，関節円板という軟組織がキャップのように覆っています．この関節円板の両脇からは下顎頭の内側・外側へつながる線維の束が伸びており，この束を軸にして前後方向に回転運動を行うことで，口の開閉を行います．

また関節円板は，①下顎頭と下顎窩の接触によるトラブルを防ぐ，②外力に対するショックアブソーバー，③下顎頭と下顎窩の間にできる隙間を埋める，といった役割も果たしています．関節円板には血管や神経がほとんどなく，骨の間で常に挟まれていても痛みや違和感を覚えることはありません．関節円板は通常では滑るように動きますが，異常な動きですり減って上手く滑らなくなると，下顎頭が下顎窩に引っかかったり脱臼したりすることになります．

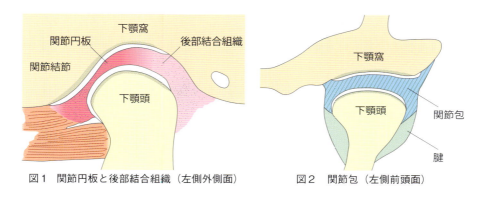

図1　関節円板と後部結合組織（左側外側面）　　図2　関節包（左側前頭面）

関節包

関節包は，外側靱帯（顎関節を包む扇形の組織）の内側に存在します（図2）．その上部分は関節窩の周囲に，下部分は下顎骨の関節頭頸部の周囲にそれぞれ付着しています．関節包の主な役割は関節腔（関節包の内部の空間）の形成で，外側靱帯は顎関節を機械的に保護する役割を果たしています．

関節包の内面には滑膜という膜があり，そこからは滑液という分泌液が出ています．この滑液は，①開閉運動時における顎関節の摩擦力の軽減，②顎関節に面した組織への酸素・栄養の運搬，③代謝老廃物の排出の補助など，関節組織の維持に欠かせない潤滑油的存在として，非常に重要な役割を果たしています．

筋肉

顎関節に関与する筋肉は主に咀嚼筋，下顎下制筋です．通常，脳からの指令が伝達してこれらの筋肉が反射的に収縮することで，下顎・舌・首などを無意識かつムダのない動きで自由に動かすことができます．しかし，うつぶせ寝，頬づえ，歯ぎしりなどの生活習慣から，これらの筋の過緊張が続くと，筋に痛みが生じたり動かなくなったりしてしまいます．

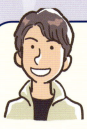

どうして，顎関節症になるの？

あごがきしむように痛み，口を大きく開けられません．歯医者さんに相談したら，「顎関節症かもしれませんね」といわれました．
あごや歯の負担になるようなことは特にしていないはずですが，なぜ顎関節症になってしまったのでしょうか？

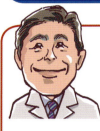

顎関節症の発症には，3つの要素があります

顎関節症を引き起こし，その病状を悪化させる要素として，
① **初発因子**：発症のきっかけ（転倒や事故などであごをぶつけてしまった，頰づえ・食いしばり・うつぶせ寝といった行動上の悪いくせなど）
② **素　因**：病状を悪化させる要素（顎関節付近の神経や血管の病気，行動上の悪いくせ，乱れた生活習慣，気持ちの落ち込みなど）
③ **持続因子**：病状を保つ要素（行動上の悪いくせ，乱れた生活習慣，気持ちの落ち込み，咬合異常など）
の3つがあります．
上記に挙げたような要素がいくつか重なって，その人の耐性を超えてしまったときに，顎関節症を発症してしまうのです．

初発因子
転倒や事故
頰づえ
食いしばり
うつぶせ寝

素　因
顎関節付近の病気

行動上の悪いくせ
乱れた生活
気持ちの落ち込み

持続因子
咬合異常

NOTE 顎関節症の発症メカニズム

　以前までは，顎関節症の主な原因は咬合異常（噛み合わせの悪さ）であると考えられていました．確かに咬合異常は顎関節症を誘発する一因ではありますが，顎関節症に関する研究が発展した今日では，「単なる咬合異常だけでは，顎関節症には至らない」ということがわかっています．

　顎関節症は「多因子性疾患」といって，発症要因（原因となる負の要素）が積み重なって起こる疾患です．その内容もさまざまで，解剖要因・咬合要因・外傷要因・精神的要因・行動要因など，多岐にわたります（表）．

顎関節症の発症要因，または病状を悪化させる主な要因	
解剖要因	顔面の非対称
咬合要因	咬合異常，多数歯欠損
外傷要因	転倒や事故などによる打撲
精神的要因	メンタルストレス（緊張，不安，抑うつなど）
行動要因	●行動上の悪いくせ：緊張時の食いしばり，頬づえなど ●就寝時：うつぶせ寝，高すぎる枕 ●スポーツ：各種コンタクトスポーツ（マウスガードの装着義務がない種目で起きやすい），柔道，剣道，球技，スキューバダイビングなど ●社会生活：長時間のパソコン作業，重量物の運搬など ●その他：歯科治療時やカラオケなどでの急な大開口と維持，楽器演奏（クラリネット，サクソフォン〈サックス〉，オーボエ，トランペットなどの吹奏楽）など

　ただし，これらに心当たりがある人は皆，顎関節症患者である，ということではありません．
　これらの発症要因によって受けたダメージの総量が，その人が本来持つ耐性（ダメージへの抵抗力や許容範囲）を超えてしまったときに初めて発症するというのが，顎関節症のメカニズムです．

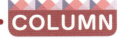

顎関節症の治療期間

　顎関節症とは1つの疾患ではなく複合的な疾患の総称であり，その病態もさまざまです．そのため治療期間も，一度の来院で終了する例から数年の通院を必要とする例まで，人それぞれです．

　アメリカ口腔顔面痛学会でのガイドラインでは，「治療；therapy」というよりも「管理；management」という言葉が多用されています．したがって，患者さんが管理を必要としなくなるまで間をあけて通院する，という考え方もできます．しかし，著者の経験では積極的な治療期間には，6カ月程度を見ればよいように思います．また，メンタル面に脆弱さを抱えている患者さんの場合，かなり長期にわたって通院を続けられる方もいらっしゃいます．著者は，このような患者さんには来院していただける間は治療努力するようにしています．

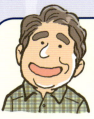

顎関節症はどうやって治すの？

顎関節症はどうやって治すのですか？　場合によっては，外科手術をすることもあるのでしょうか？

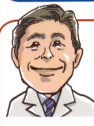

主な治療法は，患者さん自身によるセルフケアです

　歯科医院で行う処置（プロケア）は，患者さん自身で行うセルフケアのサポートと考えてよいでしょう．

　外科手術は，顎関節内で組織の癒着が起きていたり，顎変形症になっていたりして外科処置のみでしか回復しない場合に行われますが，ごく少数の症例に限られます．

　多くの場合，患者さん自身によるセルフケアを根気よく続けることで，症状は少しずつ改善されます．

患者さん自身でできる（セルフケア）

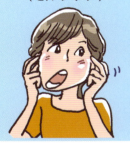

① 行動の注意：
　歯を食いしばらない，うつぶせで寝ない，頬づえをつかないなど

② セルフコントロール：
　メンタルストレスに対する意識転換，顎関節症を受け容れる

③ あごのエクササイズ（**自己牽引療法**）※：
　あごを前方に痛みのない程度に引っ張る

④ 運動療法：あごのストレッチや，あごまわりのマッサージ・指圧など

歯科医院でやってもらう（プロケア）

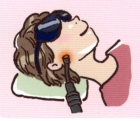

⑤ スプリント療法：
　スプリント（ナイトガード）という装具，強い噛みしめ力からあごを守る

⑥ 超音波・低周波治療：
　超音波照射器による治療，低周波治療器による治療

⑦ レーザー治療：コールドレーザー治療器による治療

⑧ BOTOX® (ボトックス) 注射：固まった筋肉に注射して，ほぐす

NOTE
顎関節症は「歯科医師に治してもらう疾患」ではありません！

　顎関節症は，齲蝕（むし歯）や歯周病のように，特定の原因に対する専門家のプロケア（歯科治療）によって治癒する疾患ではありません．これまで多くの学会発表や研究からも，顎関節症の最も有効な治療法は，セルフケア（専門家による正確な診断に基づいて，患者さんご自身で行う治療法）であることがわかっています．

注意すべき行動上の悪いくせと，セルフケア

歯を食いしばらない：「仕事に集中しているときなどに，気がつくと歯を食いしばっている」という人は少なくありません．上下の歯の接触時間が長い＝あごを動かさないでいる時間が長いということは，滑液の循環を停滞させ，関節組織の不活性化につながります．食事の時間以外にも，意識的に口を動かすよう心がけましょう．

　仕事中でも行いやすい「ガム転がし（噛んで丸めたガムを潰さないように口の中に入れておく）」という方法が推奨されます．口を開閉して顎関節を動かすことが重要なので，家族・友人との会話はもちろん，ペットに話しかけたり，テレビを見ながらひとり言をいったりするのも効果的です．

うつぶせ寝をしない：顎関節を圧迫するうつぶせ寝は，顎関節症患者にとって最大のNG行為です！
　仰向けで寝るよう習慣を直しましょう．仰向けに寝る場合，枕の高さがご自身に合っているか見直してみましょう．高すぎる枕では，自然と噛みしめた状態になるため，顎関節に負荷をかけてしまいます．枕は頸椎（首の骨）を支えられるだけの高さがあれば十分なので，使用中の枕が高すぎる場合は，首の下に畳んだタオルなどを敷いて代用してもよいでしょう．

頬づえをつかない：考えごとをしているときなどに，つい頬づえをついていませんか？　頬づえは，あごを下から突き上げ続けているようなもので，顎関節を強く圧迫してしまいます．注意していても頬づえをなかなかやめられない場合は，あごの真下ではなく頬骨の付近（頬の横）に手をつくようにすれば，顎関節への負担を多少は抑えられるでしょう．

過度な開口は避ける：あくびをするときはあごの下に手を添えて，口が大きく開きすぎないよう軽く押さえましょう．また，歯科治療時における長時間の開口とその維持も顎関節への負担となるので，すでに顎関節症と診断された方や，顎関節に不調を感じている方は，診察前に歯科医師または歯科衛生士に，その旨を一言伝えておくとよいでしょう．

自己牽引療法※（図1）[1]

①やや前かがみの姿勢で座りましょう．
②両手の人差し指・中指を下の前歯にかけ，親指は外側からあごにかけましょう．
③そのままあごを前方に，痛みを感じない程度の強さで引っ張りましょう（約20秒間）．
　この運動を，1日10回程度行ってください．特に，入浴時に行うとより効果的です．

※自己牽引療法の詳しい方法は，巻末付録①を参照ください．

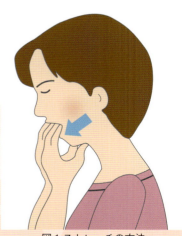

図1 ストレッチの方法

1）顎関節症 臨床医の会編：顎関節症運動療法ハンドブック．医歯薬出版，東京，2014.

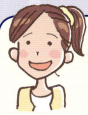
症状に気づいたら，すぐに診てもらうべき？

あごを動かすと音がして，ときどき痛みも感じます．顎関節症の症状ではないかと思うのですが，小さい子どもがいるため，なかなか歯医者さんに行く時間をつくれません．そのうちに悪化して痛みで食事もできなくなったり，顔がゆがんできたりするようなことはありませんか？

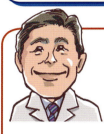
あせって受診しなくても大丈夫です

　生活に支障がない程度の状態なら，すぐに歯科医院に行く緊急性はありません．
　顎関節症には，歯科医師による治療よりも，患者さんご自身で行うセルフケアのほうがずっと効果的です．まずは行動上の悪いくせの見直しや，あごのエクササイズから始めてみましょう．ほとんどの場合，セルフケアを根気よく続けることで，症状は少しずつ改善していきます．
　ただし，口が開かなくなったり，ひんぱんに痛みが出たりする場合は，歯科受診をおすすめします．

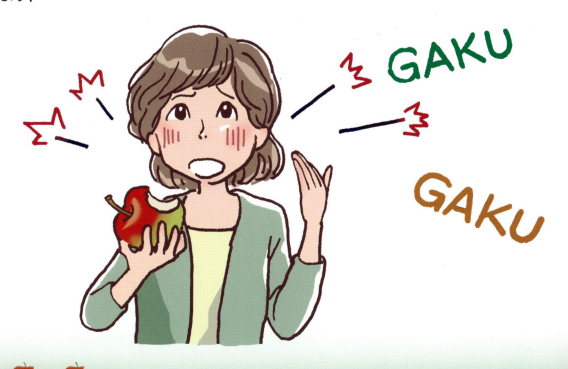

NOTE

もし，顎関節症になってしまったら

顎関節症に振り回されないで！

　顎関節症と思われる症状をしばらく放置したとしても，そのせいで顔がゆがんできたり，突然口が開かなくなったりするようなことはまず起こらないので，心配はいりません．顎関節に痛みや不調を感じると，どうしてもそのことに意識が向いて「このまま具合が悪くなり続けたらどうしよう？」と過剰に悩んだり，病状を事実以上に深刻なもののように考えたりしがちです．

　顎関節症に対する強い不安に襲われたときは「病は気から」のことわざを思い出してください！

　疾患についてネガティヴに考えすぎることこそが，顎関節症を誘発・悪化させる最大の要因なのです．そして顎関節症に振り回されないためにも，この疾患について正しく理解し，"ポジティヴに開き直る（現状を受容する）"という前向きな考え方にシフトしていければ，ベストです．

セルフケアに取り組みましょう

　顎関節症は歯科医師に治してもらう疾患ではありません．緊急に歯科医院を受診する必要性はないということがあります．セルフケア（行動の注意，セルフコントロール，自己牽引療法）を行うことから試してみてください．

　もし，顎関節症と思える症状に気づいたとしても，次にどう行動すべきかを正しく理解できていれば，過剰な心配や不安に駆られることもなく，冷静に行動できるでしょう．そういった意味でも，専門家のみならず患者さん自身も，顎関節症とその治療法に関する正しい知識を得ておくことは，たいへん重要であるといえます．

　セルフケアをしばらく行っても，なかなか症状が軽減・改善しなかったり，精神的な動揺や不安が治まらなかったりした場合は，歯科医院に行ってみてもよいでしょう．

相談する際は，歯科医院の選択は慎重に！

　歯科医院に行く場合でも，基本的には「歯科医師に治してもらいに行く（治療）」のではなく，「自分の努力で治すためのアドバイスを歯科医師に聞きに行く（相談）」という診療内容になるはずです．

　相談に行く場合は，かかりつけ医として日頃から診療を受けているような，信頼できる歯科医師のいる歯科医院に行ってください．その患者さん個人について（歯・口腔内・顎関節などの状態および特徴はもちろん，パーソナリティーや家族構成，生活環境といった，バックグラウンドまで含めて）熟知している歯科医師であれば，その人が取り組みやすい，より的確なアドバイスを提案してくれるはずです．または信頼できる歯科医師を通じて，顎関節症治療に詳しいスペシャリスト（専門医・認定医）を紹介してもらうのもよいでしょう．

症状に気づいたら，すぐに診てもらうべき？

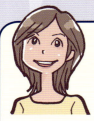
顎関節症は予防できる？

「顎関節症患者は若い女性が多い」と聞きました．もし自分が発症して，あごが痛くなったり，口が開かなくなったりしたら…と思うと，こわsいです．
　顎関節症にならないように，自分で予防できる方法はありますか？

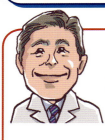
予防法はあります！

　自分でできる治療法が効果的ということは，もちろん発症しないように予防もできる，ということです．
　予防法としては「歯を食いしばらない」「頬づえをつかない」といった行動の注意のほか，メンタルストレスの受容，またメンタルストレスに直面した際の意識転換が，大切になります．

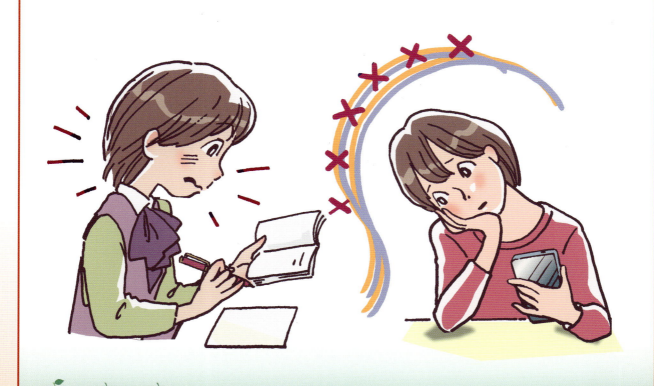

NOTE メンタルストレスと顎関節症との関係

「メンタルストレス」と聞くと，一般的にあまりよいイメージは浮かばないことでしょう．しかし，これらと対峙したときにうまく意識転換することで，メンタルストレスは"悪玉ストレス"から"善玉ストレス"に変えることもできるのです（p40参照）．

メンタルストレスが顎関節症と関連する要素として，次のようなものが挙げられます．

"悪玉ストレス"があると，どうなる？	
歯を食いしばりやすい	"悪玉ストレス"に直面すると，歯を食いしばって感情を抑えがちです．しかし，歯を食いしばることで顎関節の不動や緊張状態が継続すると，滑液の循環が滞り，関節組織の不活性化を招きます．その停滞状態から再び顎関節を可動させたとき，活性酸素が発生して，関節組織が破壊されてしまうのです．
痛みに敏感になる	"悪玉ストレス"があると些細な刺激や痛みに敏感になり，噛み合わせの違和感，顎関節周辺の痛み，咀嚼筋のこわばりなどに，反応しやすくなります．痛覚（痛みに対する感覚）のアンテナが研ぎ澄まされるため，実際はほんの少しの刺激であったとしても，その何倍もの痛みであるかのように，オーバーに感じ取ってしまうのです．
頭痛を起こしやすい	"悪玉ストレス"は，緊張型頭痛（慢性頭痛のうち最も多く見られるタイプの頭痛）の原因の1つとされています．
心身症になることも	"悪玉ストレス"が継続すると，心身症をも引き起こすことがあります※．心身症では，顎関節や噛み合わせに痛み・違和感を強く覚える場合があり，日本顎関節学会でも，以前は一部の心身症を顎関節症の範疇として考えていました．

※心身症：身体疾患のうち発症や経過に心理社会的な因子が密接に関与し，それによって器質的ないし機能的に障害が認められる病態（神経症やうつ病など，ほかの精神障害に伴う身体症状は含みません）．

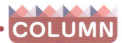

COLUMN 悪玉ストレスと善玉ストレス

ストレス学説を提唱したセリエ（Hans Selye，カナダ）は，「ストレスとは人生のスパイスである．スパイスの効いていない料理は味気ないし，また効きすぎても食べられない」と述べています．つまり，ストレスを全て"悪"と見なしていたのではなく，"善"となるストレスがあることも述べているのです．忍耐を超えるような強い負荷のストレス（distress）はマイナスに働き，目標設定でやる気がわくようなストレス（eustress）はプラスになるといっています．ただ難しいのは，耐えられるストレスの大きさは，個人によってかなり違うということです．

セリエは生理学研究から，外部環境からの身体への刺激要因として，物理的ストレッサー（寒冷，騒音，放射線など），化学的ストレッサー（薬物，化学物質，酵素など），生物的ストレッサー（炎症，感染，カビなど），心理的ストレッサー（怒り，緊張，不安，喪失など）を挙げ，それらが自律神経やホルモン分泌に影響を与えて生理的・生化学的変化が起こり，身体面・精神面に変化をもたらすという学説を確立しました．※「悪玉ストレスを善玉ストレスに変える方法」（p40）も参照ください．

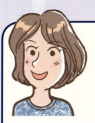

顎関節症と，頭痛や肩こりに関連性はある？

テレビで「顎関節症を治したら，頭痛・肩こり・腰痛まですっかりよくなりました！」という人を見ました．私自身も肩こりに悩まされており，マッサージを受けてもなかなか治らないので「私の肩こりも顎関節症が原因では？」と思えてきました．

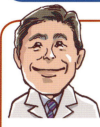

全てではありませんが，関連している場合もあります

　ときとして，顎関節に問題が起こると，その影響がこめかみ・頭部・首・肩などに，慢性的な痛み・だるさ・疲れとして現れることがあります．
　かといって「頭痛や肩こりに悩む人は皆，顎関節症である」とは限りません．
　「顎関節症さえ治せば，身体のさまざまな不調が解決する」という発想は，とても危険です．

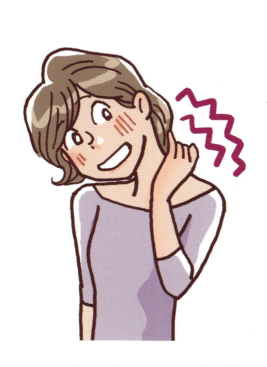
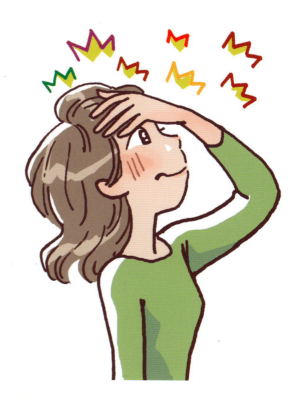

NOTE
単なる頭痛や肩こりと勘違いしやすい，顎関節症の症状

関連痛（referred pain）について

　ときとして，顎関節やその周辺の筋肉に生じた病変による痛みが遠隔部位（顎関節から離れた部位）に現れることがあり，これを「関連痛」といいます（連関痛とも呼ばれます）．関連痛は，脳が痛みを感知したときに身体のどの部位で発生した痛みであるかを正確に判断できず，誤認を起こしたときに現れるとされています．たとえば，カキ氷やアイスクリームを食べたときに，こめかみがキーンと痛むことがありますが（通称：アイスクリーム頭痛），この現象も広義でいう関連痛の一種です．

　図1は，咬筋にトリガーポイント（慢性的な痛みやだるさの原因）がある場合に，関連痛が現れる部位です．咬筋のトリガーポイントとその関連痛部位は，上腹では上顎臼歯と頰部まで，中腹では下顎臼歯，下腹では前頭部まで広がります[1]．トリガーポイントは，実際に症状が現れているこめかみ・頭部・頸部・肩などには存在しておらず，そのため，いくらマッサージなどでほぐそうとしても，一向に解消されないのです．

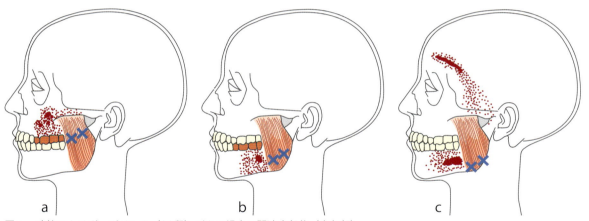

図1　咬筋にトリガーポイント（×印）がある場合の関連痛部位（赤色部）．
　咬筋のトリガーポイントとその関連痛部位は，筋の上腹(a)では上顎臼歯と頰部まで，中腹(b)では下顎臼歯，下腹(c)では前頭部までである．
（イラストはTravel JGら，1983[2]より改変）

　このように，一部の頭痛や肩こりの背景には顎関節症が潜んでいることがあります．ただ，関連痛として頭痛や肩こりが現れるのはごく一部の場合に限った話であり，頭痛や肩こりに悩む人は皆，顎関節症患者であるなどと，早とちりしてはいけません．

　しばしば，健康や医学をテーマにした各種メディアで，全身のあらゆる不調の原因が，全て顎関節や咬合にあるかのようにいわれることがありますが，これは大きな誤解です．このような偏った知識や誤った情報をうのみにしてしまうと「自分では顎関節症だと思っていたけれど，実はまったく別の疾患だった」などという，恐ろしい事態をも招きかねません．特に頭痛は，生命にかかわる重大な疾患である可能性も考えられ，けっして楽観視してはいけません．

---

1) 中沢勝宏：歯科領域におけるレーザーを用いた疼痛緩和と治療の促進．医学情報社，東京，2015．
2) Travel JG, Simons DG：Myofascial Pain and Dysfunction：The Trigger Point Manual. Williams&Wilkins, Baltimore, 1983.

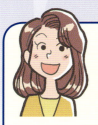

噛む力が弱い子どもは将来，顎関節症になりやすい？

　7歳の子どもが"ハンバーグは食べてもつけ合わせの野菜は残す"など，柔らかいものばかり食べたがります．同じ野菜でも柔らかく調理すれば食べるので，味の好き嫌いではなさそうです．

　硬いものが食べられないとあごが弱くなって，将来，顎関節症になったりしますか？

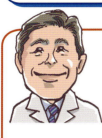

そんなことはありません

　噛む力と顎関節症には直接的な関係はないので，柔らかいものを好んで食べること（軟食）が原因で，顎関節症になることはありません．

　また，歯やあごの健康のためには「硬いものを食べること」よりも「よく噛んで食べること」のほうが，ずっと大切なのです．

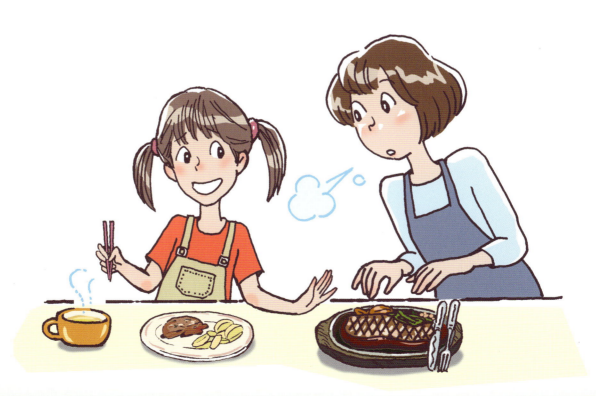

NOTE

噛む力と顎関節症は，直接的には関係ありません

あごの弱い現代人は，顎関節症になりやすい？

しばしば「柔らかい食べものに慣れた現代人は，咀嚼力（噛む力）が低下してあごが弱くなり，顎関節症になりやすい」といわれることがありますが，これは誤解です．

顎関節症の発症と咀嚼力の強弱には，直接的な関係は認められていません．顎関節症の発症に至るきっかけの大半は，外傷要因・精神的要因・行動要因などにあるため（p.11 参照），幼少期の軟食と，それに伴う咀嚼力の低下が原因で顎関節症になることは，ほとんどないでしょう．しかし，軟食は顎関節症との関係こそないものの，あまり好ましい食習慣とはいえません．

大切なのは，よく噛んで食べること！

歯やあごの健康のためには「硬いものを食べること」よりも「よく噛んで食べること（咀嚼）」のほうが，ずっと大切です．咀嚼には血流を促進し，脳の働きを活発にさせる効果も認められています．もし，お子さんに軟食の傾向が見られたり，食べものを丸飲みしていたり，水やお茶で流し込むように飲み込んでいたりするなど，食べ方のくせがあったりするようなら，食材を十分に咀嚼できていないのかも知れません．

その場合はまず，お子さんがどんなものを食べやすそうに，どんなものを食べにくそうにしているかを見きわめて，食形態の調整をしてあげてください．咀嚼力を身につけるには，食材を細かく刻んで調理するよりも，大きめにカットした食材を柔らかく煮込んだものや，つなぎと混ぜて（団子状にするなど）大きめに形成したものをかじり取らせるほうが適しています．前歯でかじる，奥歯でくり返し咀嚼する，舌と口蓋（上あご）ですり潰すなど，さまざまな食べ方・味わい方を覚えてもらいましょう．咀嚼力がある程度つくと，弾力のあるものや歯応えのあるものも含めて，さまざまな食感のものを自然と食べられるようになります．

食べ方のくせを大人が強く注意したり，まだ食べにくいものを無理に食べさせようとしたりすると，食事そのものを嫌がってしまうこともあるため，お子さん本人の意思とペースを尊重してあげてください．また，食事は家族の団らんの場としても重要な位置づけにあるため「ごはんは家族で，楽しく美味しく食べるもの」だと，お子さんに理解してもらうことも大切です．

COLUMN

偏咀嚼は，いけないの？

顎関節症の解説書やインターネットなどで「偏咀嚼（左右どちらかの歯でばかり咀嚼すること）は顎関節症の原因になるので，左右両方の歯で均等に噛まなければいけない」といった内容の記載をしばしば見かけます．しかし，この考え方にはまったく根拠がありません．これは原因と結果を取り違えた考え方であり，正しくは，偏咀嚼に至る理由があるからこそ，偏咀嚼が生じるのです．

その理由はいたってシンプルで「そちら側の歯のほうが食べやすいから」です．これは，咀嚼されて細かくなった食片が，中心の位置から見て噛み合わせの低いほうに流れて集まるため，そちら側の歯のほうが咀嚼しやすくなるためです．逆に，噛み合わせが高いほうでは，歯が邪魔で食べにくくなるといえます．

では，なぜ左右の歯で噛み合わせの高低差が生じるのでしょうか？　原因として考えられるのは，無意識時に生じた変形性顎関節症や，発育時に生じた左右差などです．いずれにせよ，ご自身が食べやすいほうの歯でものを噛むことには何も問題はありません．むしろ，気にしすぎるほうがよっぽどいけません．

噛む力が弱い子どもは将来，顎関節症になりやすい？

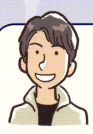
顎関節症の人が入れ歯を使っても大丈夫？

　高齢の母が入れ歯を使っているのですが，最近，あごの痛みや耳元の音鳴りが気になるようです．もし，母の症状が顎関節症によるものだとしたら，このまま入れ歯を使い続けていて，大丈夫でしょうか．あごの負担にはなりませんか？

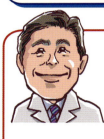
大丈夫です

　入れ歯を使うことで，顎関節症になることはありません．
　入れ歯は，使う人のあごのサイズや噛む力に合わせてつくるオーダーメード品なので，入れ歯を使うことで顎関節に負担がかかるようなことは，通常はないでしょう．

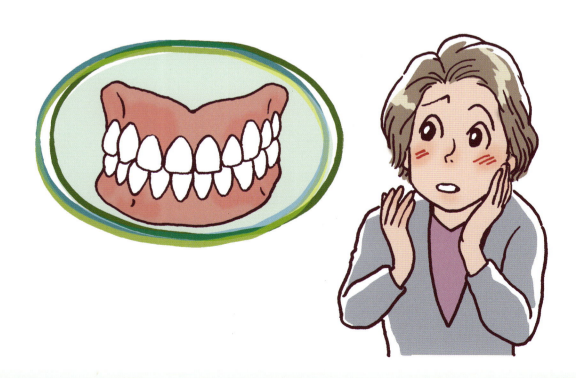

NOTE

義歯と顎関節症

義歯はオーダーメード品

　義歯（入れ歯）は，患者さんの顎堤形態（あごの形状やサイズ）・口腔内の環境（舌の大きさ，筋力の強弱，粘膜の状態，唾液の分泌量など）・天然歯の歯列（もともとあった自分の歯並び）などを計測・記録し，それに基づいて製作されるオーダーメード品であるため，義歯を使用することで顎関節症が誘発されることは通常はありません．ただ，歯科医師といえども神様ではないので，診察時の噛み合わせ位置の記録ミスなどがあった場合には，義歯が口腔粘膜の痛みや顎関節症の症状を引き起こすこともあるかも知れません．

　義歯そのものの不良以外で顎関節症の症状が出たとすれば，口腔内がまだ義歯の存在に慣れておらず，無意識のうちに口腔周辺の筋肉が緊張して，食いしばりや噛みしめといったくせが一時的に出現しているということが考えられます．通常は時間の経過とともに口腔内が義歯に馴染んでくるので，痛みも次第に消失してくるでしょう．もし，しばらく義歯を使用しても症状に変化がない場合は，それ以上我慢せずに歯科医師に伝えるべきです．

　また，口腔内が義歯に馴染む前から，いきなり硬いものや弾力のあるものを食べると痛みが出るため，義歯を使用し始めて間もないうちは，スープやおかゆ，うどんといった柔らかい食べものに偏ってしまうのも仕方ありませんが，義歯の使用に慣れてきたら，さまざまな食感のものをよく噛んで食べるようにしましょう．よく噛んで食べることは，顎関節の健康にとっても，また脳の活性化にとっても，非常に重要です．

COLUMN

顎関節症治療としての，咬合調整は有効？

　かつては，顎関節症の原因は噛み合わせの悪さであると思われていました．したがって「治療には，悪い咬合を正しい咬合に修正することが必要である」と，積極的に咬合調整を行っていた時代もありました．しかし現在では，顎関節症には多様性があり，さまざまな原因で生じる疾患であることが判明しているので，初期治療では咬合調整のような不可逆的な処置は避けるべきであるという概念が，常識になっています．

　ただし，初期治療がある程度進んだ段階でデータを再分析した結果，若干の咬合調整が必要な状況もあり得ます．さらに，治療が終了して症状が消失すると，その段階で咬合が不安定になって食事がしにくくなるケースもあります．そのような場合は，咬合をつくり直す必要が生じます．いずれにせよ，咬合調整はあくまで"アフターケアとして行う処置"であると，考えていただいたほうがよいでしょう．

顎関節症の人が入れ歯を使っても大丈夫？

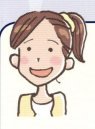
どんな人が顎関節症になりやすいの？

顎関節症になってしまった人に共通するあごの特徴や，性格，性別，年齢などの傾向，顎関節症になりやすいタイプは，ありますか？

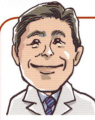
自分の身体のことを気にしすぎるタイプの人が，多いです

統計学的には女性が多いようですが，基本的には，
- **骨格が脆弱（もろい）**
- **身体のことを気にしすぎる（病気に対して心配しすぎる）**

というタイプの人などは「顎関節症」という病名をつけられやすいでしょう．年齢分布では，中学生（高学年）から高校卒業まであたりに，ピークがあります．

著者の診療室でも女性の患者さんが大部分ですが，年齢層は比較的高めです．その理由は，若い時分に顎関節症にかかっても，ほとんどの人が気づかずにいるか，あまり気にしないで過ごしているうちに，自覚症状が自然に消えてしまうからです．

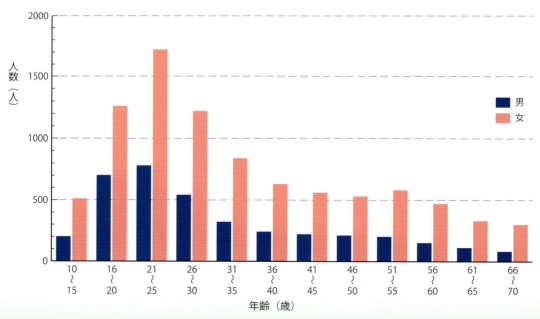

顎関節症の年齢別分布

東京医科歯科大学歯学部口腔外科第一講座／現医歯学総合研究科顎顔面外科学の統計による

NOTE

異変に気づいたときが，顎関節症の始まり

顎関節症の可能性は，誰にでもある！

　顎関節症の罹患頻度は非常に高く，あるフィールドリサーチによると「成人の70%は，すでに顎関節症に罹患している」という結果が出ています．そう考えると，罹りやすい・罹りにくいとタイプ分けするよりも，痛みや明らかな開口障害がある場合を除いては"自分が顎関節症を自覚した（または，その疑いを持った）時点で，その人はもう顎関節症患者である"といえるのかも知れません．

　噛みしめやうつぶせ寝，頬づえといった行動上の悪いくせをやめられない人（自ら，顎関節に直接的負荷をかけてしまっている人）の罹患率が高いのは先述の通りですが（p.10），同じように負荷がかかっても頑強な骨格であれば，顎関節組織も破壊されにくいのかといえば，そうとも限りません．著者の経験では，そのような方でも顎関節症に罹患することはありました．どんな疾患でもいえることですが"絶対に罹らない人"なんていないということです．

罹患しても発症しない人・発症する人の違い

　「罹患」とは疾患に罹ること，「発症」とは疾患による症状が現れることを意味します．実は，顎関節症には"罹患しても発症しない人"がたくさんいます．多くの方が，ご自身の顎関節症に気づいていなかったり，顎関節の異変に気づいたとしても，大して気に留めずに過ごしたりしているうちに，症状が自然に消失していっているのに対し（＝発症しない人），人一倍心配性だったり，苦痛に対する感受性が強かったり，ご自身の体調管理に過剰に気をつかわれたりする方が顎関節症に罹患すると，すぐに異変に気づき，顎関節の痛みや心身の不調に悩まされることとなるのです（＝発症する人）．顎関節に異変を感じても「まあ，こういうこともあるさ」と割り切れる方ならば，顎関節症に罹患しても発症には至らないでしょう．これが，顎関節症が「セルフリミッティング（自己制限的）な疾患」といわれる理由なのです．

COLUMN

顎関節症の再発率と，再発の防止法

　基本的に顎関節症は顎関節部の外傷なので，原因が除去され外傷が治癒すれば，瘢痕治癒部分が硬くなっているだけで，運動不全はあっても痛みやその他の再発はない疾患です．

　実際，著者の診療室では，顎関節症の再発率は非常に低いものです．ただ興味深いのは，全快したと思える方は物事の考え方が前向きになり，口腔内の問題に限らず，家庭内や社会生活でのトラブルにも動じずに対応できる強さを手に入れているのに対し，一度は治ったように見えても些細な咬合の変化などで苦痛を訴え，間を空けずに再来院される方もいらっしゃるという，両者の差です．後者のような患者さんは依存心が強く，自立できていない印象を受けます．このような方には心理学者による「認知行動療法」が有効と考えますが，歯科医師や歯科医院スタッフによる「簡易心理療法」として，傾聴（受容），心の支え（支持），「大丈夫ですよ」といった声かけ（保証）を基本とした言動も，患者さんにプラスの影響を及ぼします．

　また，顎関節症の再発を防ぐには，染みついてしまったネガティヴな考え方や，行動上の悪いくせを改善すること（負のスパイラルからの脱却），ジョギングやウォーキングなど，心拍数を上げる運動を継続的に行うことが有効です．そして，家族や友人と過ごす時間を増やしたり，落語やお笑い番組を見たりして，心の底から笑える環境を整えることも大切になります．

どんな人が顎関節症になりやすいの？

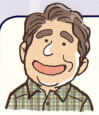
スポーツが顎関節症のリスクになることはあるの？

　大学生の息子がラグビーをやっています．顔面に衝撃を受けたり，対戦相手と強くぶつかり合ったりするスポーツなので，歯やあごに悪影響がないか心配です．

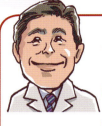
マウスガード装着義務のあるスポーツ用に，歯科医師・歯科技工士がつくったものであれば，ほぼ問題ありません

　ラグビーのように，競技中にマウスガードの装着が義務づけられているスポーツであれば，衝撃をマウスガードが吸収してくれるので，歯やあごへの悪影響はありません．

　ただ，カスタムメイド（個人専用）でつくっていない，スポーツ用品店やネット購入のものは，ガタついたり外れたりしますので，かえって危険な場合があります．

　また，マウスガード装着義務はなくても，あごや歯並びに衝撃が加わるコンタクトスポーツや，スキューバダイビング，剣道などでは，注意が必要になります．

　マウスガードは義務化されている試合のときだけでなく，練習のときにも装着するのがよいでしょう．

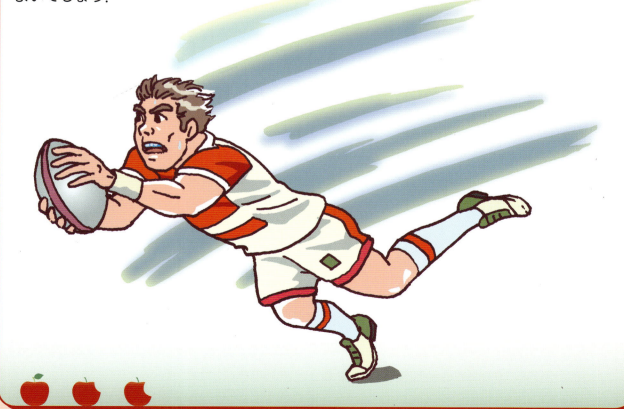

NOTE

スポーツと顎関節症とのかかわり

　顎関節部に外力が加わりやすいスポーツとして，ラグビーやアメリカンフットボール，格闘技などに代表されるコンタクトスポーツ（プレーヤー同士の身体接触が多いスポーツ）が該当します．しかし，競技中にマウスガードの装着が義務づけられている種目であれば，マウスガードが外力に対するプロテクターとして機能し，身体接触時の衝撃を吸収してくれるため，歯の破折・脱落，顎骨の骨折，口腔内外の軟組織のけがを防いでくれ，また顎関節にも直接的なダメージが加わることはありません．

　ただし，マウスガードの精度が低かったり，対合歯との位置関係が悪かったりすると，顎関節を守るどころか，かえって異常な負担をかけてしまうこともあります．必ず，専門の歯科医師（スポーツデンティストなど）が製作・調整したマウスガードを使用しましょう．歯科医師としては，頭頸部外傷や歯の破折防止といった意味合いからも，マウスガードの装着義務がないスポーツにおいても積極的にマウスガードを装着することをお勧めしたいところです．

　競技中の激しい身体接触がなく，また頭頸部に外傷を負うリスク（ボールが頭部や顔面に当たるなど）の低いスポーツでも，顎関節部に負荷が生じる場合があります．たとえば，長時間にわたってマウスピース（シュノーケル）をくわえ続けていなければならないスキューバダイビングは，ときに大きな障害を生じ得ることもあります．そのほか，剣道でも防具（面）を顔面に強く縛りつけて固定し，下顎を後方に押さえつける外力が加わることとなるため，長時間にわたる練習の後に顎関節症を発症することがあります．もし，練習中に顎関節の痛みや頭痛などを感じたら，即座に練習を中止して，開口練習や自己牽引療法（巻末付録①）などを行う必要があります．

COLUMN

身体の痛みを伴う「精神疾患」と「心身症」

　顎関節に限らず，本人は痛みを感じているのに，身体にも神経にも疾患はないという症例に遭遇することがあります．通常，このような方は精神科に紹介し，多くの場合「大うつ病性障害」や「身体表現性障害」，または旧分類（DSM-Ⅳ）で身体表現性障害の小分類に属する「疼痛性障害」や「身体化障害」などと診断されます（アメリカ精神医学会による病名）．著者など歯科医師は精神疾患の診断はできませんし，同じ患者さんでも精神科医によって診断結果が異なるということは度々あることです．それほど，精神疾患の診断は難しいということなのでしょう．

　精神疾患は心身症とは別物なので，混同してはいけません．身体疾患の所見がなく痛みを感じるのが「精神疾患」ですが，メンタルストレスがある状態で痛みを訴え，身体疾患の所見がある場合は「心身症」と診断されます．しかし，ある種の心身症では，痛みはあるけれどもメンタルストレスは感じていないという場合もあります．このような患者さんは身体症状に対する治療への反応が鈍く，順調に治療が進まないことがあるほか「失感情症（アレキシサイミア）」という状態になっており，表情に乏しいといった特徴もあります．

　似たような状態で「仮面うつ病」という精神疾患もあり，表面上は元気に見えるのに実際にはうつ状態であるため，身体症状を訴えることがあります．精神疾患や心身症が懸念される患者さんの場合，精神科に紹介すべきか判断に迷うこともあります．

スポーツが顎関節症のリスクになることはあるの？

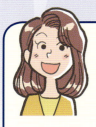
スプリント療法とは，どんな治療法ですか？

先日，歯医者さんで「顎関節症」と診断されました．
スプリント療法をすすめられているのですが，どんな治療法なのでしょうか？

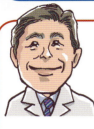
夜，寝るときにスプリント（ナイトガード）という装置を歯にはめて，無意識の噛みしめから，歯とあごを守る治療法です

　スプリントには，いろいろな形や材質のものがありますが，その目的は，寝ている間の無意識の噛みしめや歯ぎしりによる力から，顎関節部を守ることです．
　ただ，柔らかい材質の「ソフトスプリント」や，口を閉じたときに違和感が強いスプリントは，場合によっては，かえって顎関節の負担になることもあるため，どんな材質で・どんな形のスプリントを・何を目的としてつくるのか，歯医者さんとよく相談してください．

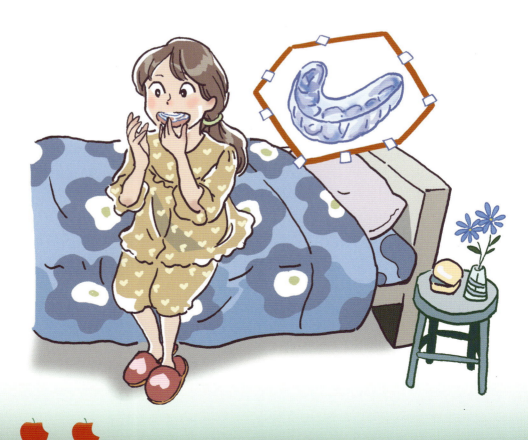

スプリント療法とは

　スプリント療法は，顎関節症を治療するうえで大切な技法の1つです．本法は「可逆的治療法」の1つといわれていますが，使い方によっては不可逆性治療法になります．

スプリント療法の目的

　スプリント療法の目的は，夜間（主に就寝中）の噛みしめによる外力から，顎関節部を保護することにあります．したがって，従来いわれていた「スプリントによる咀嚼筋の緊張緩和」は期待できません．

　ただし，口蓋を覆うようなプレートを装着しただけで，噛みしめをしなくなる患者さんもいるので，噛みしめ防止の働きは期待できるかも知れません．

スプリント療法の注意点

　スプリント装着時における閉口位が，左右いずれかの顎関節部に負荷をかけるような位置であれば，夜間の噛みしめで顎関節に負担をかける可能性があります．

スプリントの種類

　著者が用いているスプリントは「スタビライゼーション・スプリント」と「リポジショニング・アプライアンス」の2種類です．

　スタビライゼーション・スプリントは図1のような形状をしていて，閉口位の顎関節部は機能的に安定しています．

　リポジショニング・アプライアンスは図2のような形状をしていて，閉口すると下顎が前方に誘導されます．その結果，下顎頭が前方位に誘導されるので，関節空隙が確保されます．これは，疼痛のコントロールに有効です．

　これらのスプリントの製作には，通常の常温重合レジンを用いるのが通法です．

　スプリント療法は「可逆的治療法」であると説明しましたが，治療が効果をあらわしてくると閉口位が変化して，もとに戻らなくなることが普通です．したがって，使用前に十分な説明によるインフォームドコンセントが重要です．

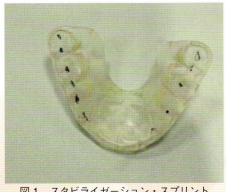

図1　スタビライゼーション・スプリント

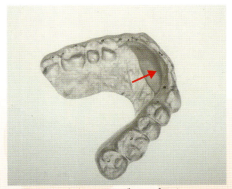

図2　リポジショニング・アプライアンス
矢印は下顎を前方に誘導する部分

Ⅰ. 顎関節の特徴と構造

1. 顎関節の特徴

　顎関節は，左右2つの関節が連動して機能するという，人体のほかの部位にはない特徴を持っている．左右の関節は互いに影響を与え合うため，それぞれの関節を動かす筋肉も左右で完全に協調していなければ，機能時に関節組織のどこかに余計な負荷がかかることとなる．これが，顎関節症の発生に，異常な咬合，顎運動の不調和が関係するわけである．筋肉による下顎の頭蓋に対する連結の位置関係を図1に示す．

2. 顎関節の構造

　顎関節は「下顎頭」「下顎窩」「関節結節」より構成され（図2），これらが接する部分の表面は軟骨などの軟組織で覆われている．下顎頭と下顎窩の間には「関節円板」という，クッションのような役割と，関節の動きをガイドをするコラーゲン線維の軟組織が介在しており，下顎頭の上部をキャップのように覆って関節腔を上下2つに分けている[1]．

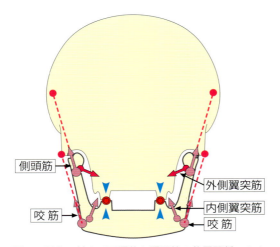

図1　頭蓋に対する下顎体と顎関節の位置関係，および関連する筋肉（矢印は筋肉の動く方向）

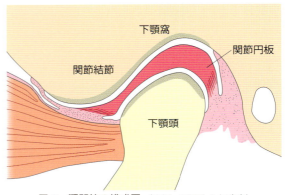

図2　顎関節の模式図（中沢，1993[1]より改変）

1. 下顎頭

　下顎頭は上から見ると，フットボールのような形態をしており，下顎頭の表面は軟組織の層で覆われ，表層→結合組織層→増殖層→軟骨層を経て，骨に至る．負荷を強く受けやすい前上方では，他部位よりもこの軟組織の層が分厚い（図2）．

2. 下顎窩

　下顎窩は前方を関節結節に，後方を関節後突起に挟まれながら側頭骨に支えられている．その関節面は関節包の側頭骨付着部の内面であり，卵型である．下顎窩は，文字通り"下顎頭がはまりこんだ窩（くぼみ）"といった印象がある．下顎窩の機能面は，関節結節部である．

3. 関節円板

関節円板とは，膠原線維（コラーゲン）性の軟組織でできた板状の構造物である（図3）．

後方肥厚部には血管や神経がわずかに入り込み，関節円板後部組織（バイラミナーゾーン；二層部）へと移行している．前方肥厚部と後方肥厚部の中間部は血管のない薄い線維性軟骨で，ここは耐圧組織となっている．前方肥厚部の外側半部は関節包を介して下顎頭に付着し，内側半部では停止腱を経て外側翼突筋上頭の一部と下頭の一部につながる[2]．バイラミナーゾーンには静脈叢があり，開口運動によって下顎頭が前方移動した後の空隙を静脈血で補塡する働きがある．

4. 関節包・滑膜

関節包は線維性の結合組織であり，その内面は滑膜で覆われ，そこからは滑液が分泌されている（図3）．

関節包には，①関節外部からの隔壁，および関節機能の保護（血液関節関門），②関節包内面にある滑膜からの滑液分泌，老廃物の吸収，③外側靱帯外層部の機械的な運動制限による，顎関節の保護といった機能がある．

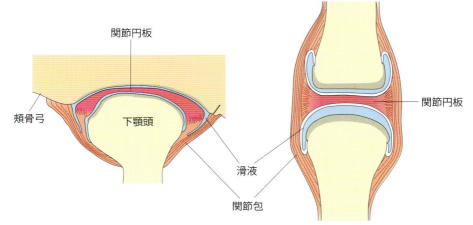

図3　関節円板（左）と，一般的な滑膜関節（右）の比較図

5. 滑　液

滑液は顎関節の潤滑液として機能し，関節円板とともに顎関節におけるショックアブソーバーとしての役割も持つ．さらに重要な生物的機能として，関節円板などへの栄養・老廃物の運搬や酸素の補給も行う．

滑液は関節に面した組織の代謝に貢献しているが，それには滑液のスムーズな循環が欠かせない．滑液の循環を促すのは下顎運動であり，開閉口運動によって関節腔内部で滑液が循環する．さらに，咀嚼運動などで関節に間欠的負荷が加わると，下顎頭や関節結節，関節円板の線維層に滑液が滲み込んだり，押し出されたりする（図4）．

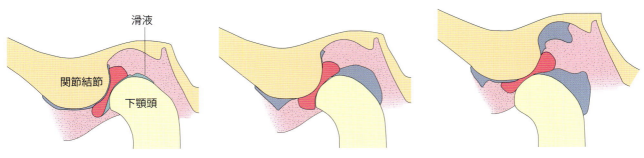

図4　開閉口運動による滑液の循環

Ⅱ. 顎関節を動かす筋肉

咀嚼筋

　顎機能に関連する筋肉は，咀嚼筋群・舌骨上筋群・舌骨下筋群・前頸筋群・後頸筋群など，数多く存在し，中でも咀嚼筋群（咬筋・側頭筋・内側翼突筋・外側翼突筋）は，顎機能に直接的に関係している．

　咀嚼筋には，タイプⅠ，Ⅱa，Ⅲbの3種類の筋線維があり[4]，これらは同名の筋肉であっても部位によって配分が異なるといわれる．

1. 咬　筋（図5, a）

　咬筋は強大な筋肉で頬骨弓下縁から起始し（付着が始まり），下顎枝外面のほぼ全面に停止（末端が付着）する．下顎を挙上する閉口筋である．

2. 側頭筋（図5, b）

　側頭筋は側頭窩に起始して下顎骨筋突起で停止する筋肉で，側方からでは扇型に広がって見える．一見すると薄いように思えるが，深部筋においては側頭下稜に起始部があり，全体的にはかなりの厚みを持つ．

3. 内側翼突筋（図6, a）

　内側翼突筋は蝶形骨翼状突起内面の翼状窩に起始し，その一部は上顎骨体部（上顎結節部）にあり，下顎枝内面で停止している．内側翼突筋の主な機能は下顎の挙上だが，下顎のバランスをとる働きもある．

4. 外側翼突筋（図6, b）

　外側翼突筋は咀嚼筋のうち唯一の開口筋で，上頭と下頭を持つ二頭筋である．上頭は蝶形骨大翼の側頭下面に起始し後方に走行して，下顎枝の関節突起の下顎頭頸部内面にある翼突筋窩と関節円板の前縁で停止しており，60％の症例で関節円板に対する上頭の付着が見られたという報告があ

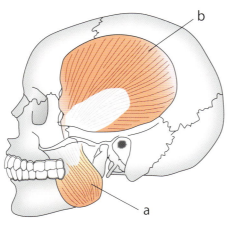

図5　咬筋（a）と側頭筋（b）

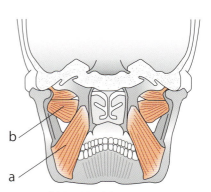

図6　内側翼突筋（a）と外側翼突筋（b）

る[5].下頭は蝶形骨翼状突起外側板の外面に起始し後外上方に走行して，その大部分の筋束は関節突起の翼突筋窩で停止するが，井出ら[6]によると，内方の一部は関節円板で停止しているとされている．

外側翼突筋の役割については諸説あるが，開口運動や咀嚼運動のほか，片側噛みしめなどが行われたときに下顎を一定の位置に保持する働きがある．

Ⅲ．日本顎関節学会による顎関節症の病態分類

顎関節症の病態分類

表1に日本顎関節学会による，顎関節症の病態分類を示す．

表1　顎関節症の病態分類（日本顎関節学会，2013年）

● 咀嚼筋痛障害　myalgia of the masticatory muscle（Ⅰ型）
● 顎関節痛障害　arthralgia of the temporomandibular joint（Ⅱ型）
● 顎関節円板障害　temporomandibular joint disc derangement（Ⅲ型）
　a：復位性 with reduction
　b：非復位性 without reduction
● 変形性顎関節症　osteoarthrosis/osteoarthritis of the temporomandibular joint（Ⅳ型）

註1：重複診断を承認する．
註2：顎関節円板障害の大部分は，関節円板の前方転位，前内方転位あるいは前外方転位であるが，内方転位，外方転位，後方転位，
　　開口時の関節円板後方転位などを含む．
註3：間欠ロックの基本的な病態は復位性関節円板前方転位であることから，復位性顎関節円板障害に含める．

以前の病態分類にあったⅠ～Ⅴ型までは，病名が先にきて補足的に番号がつけられている．また，"その他の分類"として存在していたⅤ型は姿を消した．これは，国際分類に準拠するためである．

著者は，これらの分類は治療に結びつける要素はなく，むしろ診断名をつけることでディスカッションのための共通言語として成立するように考えられているのではないかと考察している．

Ⅳ. 顎関節症のタイプと症状

クラークの分類

図7[7]はUCLAのクラーク教授の分類で，症状別に顎関節症を分類するにあたり，最も理解しやすい概念図といえる．ここでは，患者が訴える主な症状に準じて分類されている．

重要なのは，各症状の相互間に矢印が記され相互に影響を与え合っているという，ゆとりを持った分類になっている点である．この中には精神的問題や神経外傷によって発現した症状のほか，咬合異常の関与まで含まれているので，臨床的に理解しやすいものといえる．

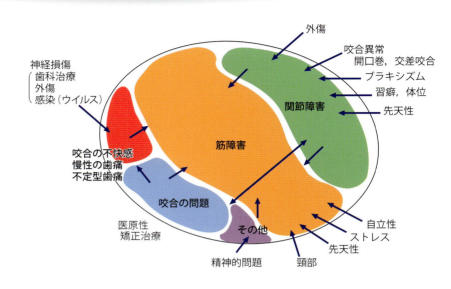

図7　症状による顎関節症の分類（クラークの分類）

これは，国際分類や日本顎関節学会の分類とはかなり異なっている．たとえば，関節痛はあくまで関節痛であって関節包内部の問題の分析はされておらず，筋肉痛についてはその成り立ちも予測している．しかも，神経外傷や精神的問題が筋痛とかかわっていることをも示唆している．

1. 関節障害

関節障害（関節包内部の異常）は，主に外傷（急性外傷・慢性外傷），咬合問題（咬合異常，開咬，クロスバイト），ブラキシズム，行動上の習癖や体位，発痛物質の蓄積（炎症），先天性原因などで生じる．

口腔顔面痛の分類で考えると「関節痛」に該当する．

2. 筋障害

筋障害（関節包外部の異常）は，外傷や機能亢進（発痛物質の蓄積）のほか，関節障害，頸部障害，ストレスなどによって生じる．この図ではさらに，精神障害，咬合障害，神経障害，その他の障害によっても生じることも示唆されている．口腔顔面痛の分類では「筋肉痛」に該当する．

3. 精神的問題

心身症，身体化障害（身体表現性障害，大うつ病，人格障害）などが該当する．

4. 咬合の問題

咬合による問題は矯正治療のような医原性で生じ，筋肉痛や神経障害とも関連している．

5. 神経障害

　神経障害（神経因性疼痛）は神経損傷（歯科治療，一般外傷，ウイルスなどの感染）によって生じ，咬合違和感や慢性歯痛，非定型歯痛といった症状を呈する．
　口腔顔面痛の分類では「関連痛」や「慢性痛」に該当する．

V. 顎関節症とその鑑別疾患

顎関節症と鑑別を要する疾患

　日本顎関節学会は，顎関節症と鑑別疾患について表2のように発表している．

表2　顎関節症と鑑別を要する疾患あるいは障害（日本顎関節学会，2014年）

> **I. 顎関節症以外の顎関節・咀嚼筋の疾患あるいは障害**
> 　顎関節・咀嚼筋の疾患あるいは障害（2014年）参照
> **II. 顎関節・咀嚼筋の疾患あるいは障害以外の疾患**
> 　1. 頭蓋内疾患　出血，血腫，浮腫，感染，腫瘍，動静脈奇形，脳脊髄液減少症など
> 　2. 隣接臓器の疾患
> 　　1）歯および歯周疾患　歯髄炎，根尖性歯周組織疾患，歯周病，智歯周囲炎など
> 　　2）耳疾患　外耳炎，中耳炎，鼓膜炎，腫瘍など
> 　　3）鼻・副鼻腔の疾患　副鼻腔炎，腫瘍など
> 　　4）咽頭の疾患　咽頭炎，腫瘍，術後瘢痕など
> 　　5）顎骨の疾患　顎・骨炎，筋突起過長症（肥大），腫瘍，線維性骨疾患など
> 　　6）その他の疾患　茎状突起過長症（Eagle症候群），非定型顔面痛など
> 　3. 筋骨格系の疾患　筋ジストロフィーなど
> 　4. 心臓・血管系の疾患　側頭動派炎，虚血性心疾患など
> 　5. 神経系の疾患　神経障害性疼痛（三叉神経痛，舌咽神経痛，帯状疱疹後神経痛など各種神経痛を含む），筋痛性脳脊髄炎〔慢性疲労症候群〕，末梢神経炎，中枢神経疾患（ジストニアなど），破傷風など
> 　6. 頭痛　緊張型頭痛，片頭痛，群発頭痛など
> 　7. 精神神経学的疾患　抑うつ障害，不安障害，身体症状症，統合失調症スペクトラム障害など
> 　8. その他の全身性疾患　線維筋痛症，血液疾患，Ehlers-Danlos症候群など

　このリストはきわめて妥当といえるが，患者は他の新たな疾患に罹患している可能性もある．いつもと違う症状・訴えと感じたら，すみやかに関係医療機関へかかる必要がある．
　顎関節症ときわめて類似した症状を訴える脳腫瘍の患者もある．歯科からのアプローチでは診断が不可能なこともあり，そのような場合は関係医療機関へ紹介する．

Ⅵ. 精神疾患と顎関節症の鑑別

　顎関節症は治療者が理解に苦しむ症状を患者が訴えた場合，顎関節症という診断名がつけられがちである．または，そのような患者は精神疾患の可能性も考えられる．

　顎関節症には鑑別を要する疾患が多々あるが，一連の鑑別診断が終了してなお患者の訴えの原因が不明であるときには，精神疾患が考慮される．あらかじめ性格的な問題（気にしすぎ）や，ある種の精神疾患を念頭に置きながら，診察することが勧められる．

　鑑別すべき精神疾患は一般的に，下記のものが挙げられる．

１．大うつ病性障害
２．身体表現性障害：全部で７つに小分類されるが，特に身体表現性障害，身体化障害，転換性障害など
３．薬物中毒：ドラッグなど

　著者はどの疾患にも遭遇した経験があるが，初診時の鑑別は精神科医ではない歯科医師にとって，非常に難しい．もし「患者の訴えがいつもと違う」と感じたらその直感を信じながらも，まずは普通の顎関節症患者と同様に診断し，普通の病状解説を行ってセルフコントロールを指導する．

　治療は可逆性の高い理学療法に留める．ここで通常とは異なる反応を示した場合（大抵は何の効果もない，または過度に効果的）は，精神疾患の可能性を考慮し，自身の持つ最大限の精神医学の知識を以て，既往歴・現病歴・現症について問診していく．矛盾点などを感じ取ったら，患者に配慮しながら，すみやかに精神科医に紹介すべきである．

　また，精神疾患ではないが最も気をつけるべき患者群として人格障害（パーソナリティ障害）がある．特に「B群人格障害（劇場型）」と分類される患者の中には，反社会性人格障害や境界型の人格障害の方がいることがあり，どこか普通の人とは違う雰囲気が感じられる．

Ⅶ. 顎関節症と薬剤との関連性

　顎関節症患者の場合，『お薬手帳』の確認が重要である．

　顎関節症で前医から投薬されていることもあり，他疾患に対し複数の医師から投薬を受けている可能性もある．また，患者は，自覚症状を少しでも軽減すべく自己判断で市販薬を服用しているケースも少なくない．顎関節症の診察で特に注意すべき主な薬剤を以下に挙げる．

1. 向精神薬

　顎関節症の症状が精神疾患からきている場合があるため，向精神薬には特に注意が必要である．その症状の由来は，投薬内容の確認や担当の精神科医との対診で判明することが多い．

　また，「軽い精神安定剤を出しましょう」と投薬された抗不安薬や睡眠導入薬に患者が依存して

しまうと，それらを休薬・減薬することで症状の悪化を招くことがある．投薬によって一時的な症状改善が得られたとしても，それが連続されることで結果的に休薬・減薬できなくなった患者も多い．

2. 向神経薬

身体の違和感や神経痛など，神経損傷に伴う各種症状に対して投薬されるのが向神経薬である．たとえば，口腔顔面痛に対して投薬を受けているとすれば，担当の神経科医が何らかの障害による神経因性疼痛を疑っていると考えてよい．担当の神経科医と対診して処方を選択できる可能性がある．

3. 非ステロイド系鎮痛消炎薬（NSAIDs）

鎮痛消炎薬は通常，鎮痛作用や消炎作用を期待して投薬されるが，一定期間を超えて日常的に服用していると身体的依存が生じ，急激な減薬によって症状の悪化を招く．NSAIDsを数日以上投薬することは気をつけるべきである．

4. 内分泌調整薬

エストロゲン剤や女性ホルモン分泌促進剤は骨代謝とかかわるため，こちらでも変形性顎関節症との関連に注意が必要である．内分泌調整薬類は骨代謝に関連していることが多く，詳細に観察・チェックする必要がある．

5. 骨吸収抑制薬

以前はビスフォスフォネート製剤のみであったが，最近では種類が増えている．これらの薬剤を投薬されている患者は更年期の骨粗鬆症治療（またはその予防）や，癌の骨転移予防のために投薬されていたりする．これらの薬剤によって，MRONJ（薬剤関連性顎骨壊死）が見えないところで生じていることがある．わかりにくい顔面痛の原因であることがあり，一連の確認は必要であろう．

Ⅷ. 顎関節症の診断・治療

1. 顎関節症の歯科医院診療での指針

顎関節症には，罹患しても本人の気づかぬうちに症状が自然消失する場合があり，またその逆で症状が数年にわたって遷延する場合もある．それゆえ「セルフリミッティング（自己制限的）な疾患」といわれているが，全ての症例においてそれが通用するとは限らない．例外的な"セルフリミッティングとは言い切れない症例"であった場合，いかにして治癒できるかが重要となる．

顎関節症ではセルフコントロールが最良の治療法ではあるが，同時に理学療法的・歯科的なアプローチが行われないと，症状が消失するまでの間，患者は大変な我慢を強いられることとなる．

そこで，顎関節症の治療・管理では「心理療法」「理学療法（行動上の習癖の改善を含む）」「歯科的治療」を，セルフコントロールと平行して行うことが基本となる．

● EBMとNBMの双方に基づいた臨床概念

EBM（科学的明白性に基づく医療）の概念は非常に重要であるが，あまりエビデンス（科学的明白性）に捉われすぎても個々の患者の訴えに耳を貸すことができなくなる．エビデンスとはあくまでおおよその方向性を示すに過ぎず，個々の症例について具体的な解決策を示してくれることはない．スプリントの有効性や咬合との関連を医療統計学的観点からのみ観察するとネガティヴな結果が出るが，個々の症例ではポジティヴな結果が出ることが多い．

このようなことからも，EBMとNBM（個々の症例の物語性を重要視して医療を考える）の双方の観点から疾患を考えることが重要である．

2. 診断と治療の流れ（中沢歯科医院における治療手順）

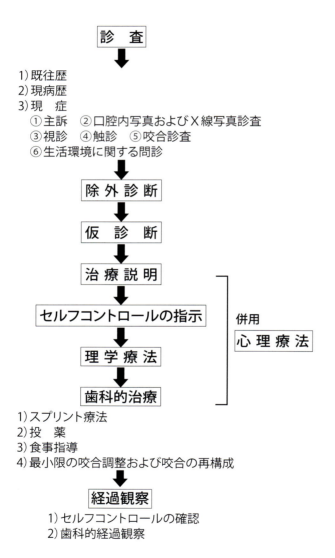

※基本的スタンスは患者さんのサポート役

セルフケアが顎関節症の最も有効な治療法であることはすでに判明しており，また咬合調整や矯正治療といった非可逆的な処置（歯を削るなど，一度行うと元の状態には戻せない処置）は，患者さんにとってはハイリスクであるともいえ，こういった点からも，顎関節症治療における歯科医師の基本的なスタンスは，あくまで"患者さんのサポート役"であるといえる．

3. 診断と治療の解説

1. 除外診断

顎関節症と同様，または近似した症状を呈す他疾患との鑑別を行う．主に，①各種頭痛，②神経痛や神経系の異常に伴う痛みおよび運動障害，③口腔顔面と近傍組織の炎症性疾患や腫瘍，脳血管

障害など，④精神障害に伴う各種症状（２軸※問題は完全に除外することはできない），⑤リウマチ，線維筋疼痛症候群（FM；fibromyalgia）や甲状腺機能低下症などの全身疾患に伴う痛み，その他，可能性のある全ての他疾患を除外する．

※心理的，精神的問題があること．

2. 診　査

除外診断後の顎関節症は全て「外傷」であるという仮定のもと，治療に入る．

1）既往歴

特に，リウマチ，生理不順，全身的外傷，頭痛などの有無は非常に重要である．また現在の生活環境（家庭環境，社会生活，交友関係など）についても聴取し，患者の精神状態およびメンタルストレスの度合いを確認する．顎関節症との関連性が低そうな内容でも必ず記録する．

2）現病歴

主に，クリック音やクレピタス音，開口障害などの有無を確認する．また，症状が出現してから現在に至るまでに他院で治療を受けている場合は，その治療内容について聴取する．このとき「現病歴に関する患者本人のメモ」があると，非常に役立つ．できるだけ詳細に書いてもらう．

3）現　症

①主　訴

②エックス線写真あるいは各種画像による診断

③視　診

④触　診：触診は特に重要である．

○咀嚼筋群，頸部の筋群：触診を行う筋肉は，側頭筋・咬筋・内側翼突筋・胸鎖乳突筋である．基本的に筋肉に圧痛が生じる場合は噛みしめの習癖があるか，関節痛があって交感神経反射または屈筋反射が起こっていると考えられるが，筋痛が長期にわたった場合には，非常に強い硬結があるにもかかわらず，患者本人は圧痛を感じないこともある．

○顎関節部：中心位における閉口位と咬頭嵌合位のずれを確認する．触診に際して，下顎頭を中心位に誘導する技術は術者に必須である．また，開閉口運動時の下顎頭の運動状況および運動量を確認する．触診を行う部位は，下顎頭頸部，関節空隙，下顎頭後部が基本である．顎関節部に著しい炎症があると，どの部位に触れても患者は痛みを訴える．関節空隙に圧痛があるときはその関節が圧迫されている可能性があり，下顎頭頸部に圧痛があるときは噛みしめ時に下顎頭が牽引されている可能性がある．

⑤咬合診査：さまざまな下顎位で噛みしめたときに"顎関節部に過剰な負荷を感じないような咬合"を基本として考える．

○下顎を中心位に誘導して，咬頭嵌合位とのずれを確認する

○早期接触が生じたとき，閉口状態から咬頭嵌合位へと滑り込む際の方向を確認する：顎関節部の圧痛を考察する．

○前方運動時・側方運動時における咬合干渉の有無を確認する：咬合干渉による顎関節部への器械的負荷を考察する．

○中心位に誘導し，片側臼歯部の咬合の高さを確認する：歯列の全体的な流れを見る凹凸不整は咬合干渉の原因になる．

⑥生活環境に関する問診：患者の精神状態およびメンタルストレスの度合いを確認する．

○精神的な問題点：ライフイベントの発見（メンタルストレスなど精神的破綻をきたすきっかけの発見）．

○ライフスタイルの問題点：睡眠時の問題，覚醒時の噛みしめの習癖とその自覚，うつぶせ寝

や頬づえなど，直接的顎関節部負荷の可能性の発見など．

3. 診　断

　除外診断後の顎関節症の診断を行う．日本顎関節学会による分類も重要であるが，開業医としてはUCLAのクラーク教授による分類（p.34 図7）が損傷個所を特定しやすく，個々の患者に合わせた治療法を考案しやすいといえる．
　仮診断として，①関節包内部に主訴の問題があるケース，②筋肉・筋膜に主訴の問題があるケース，③その他の領域，のどれに該当するかを診断する．

4. 治療説明（治療・管理の開始）

　治療に入る前に，患者には仮診断に基づいた病状，および今後の治療方針と日常生活上の注意点を説明する．不可解だった症状に病名がつくことで，患者の不安はある程度は解消される．日常生活上の注意点については，口頭説明だけでなく患者配布用のパンフレットを作成しておくとよい．
　顎関節症の治療・管理においては「心理療法」「理学療法」「歯科的治療」を，患者本人によるセルフコントロールと平行して行うことが基本となる．

5. 心理療法

　心理療法は，患者が診察室のドアを開けて入ってきた瞬間から始まっている．
　歯科医師や歯科医院スタッフによる簡易心理療法として，受容（患者を受け入れる．受容の姿勢を患者にはっきりと示すことが，とりわけ重要である），傾聴（言葉を挟まず患者の話を聴く），共

COLUMN

悪玉ストレスを善玉ストレスに変える方法

　実は，メンタルストレスそのものが必ずしも心身に悪影響を及ぼすわけではありません．メンタルストレス＝悪いもの，という先入観に捉われ，無意識的に"悪玉ストレス"として感受してしまっているからこそ，負の要素が生じるのです．つまり，意識や気の持ち方次第でメンタルストレスは"悪玉（敵）"にも"善玉（味方）"にも変えられる，ということです．

　"悪玉ストレス"を"善玉ストレス"に変えるには「日々を気楽に，ポジティヴに過ごすこと」が一番です．アメリカの健康心理学者であるケリー・マクゴニガルは，TED（Technology Entertainment Design）の講演会※で，「メンタルストレスを感じて心拍数が増加しても，"今ドキドキしているのは，新鮮な血液を一所懸命に全身に送り込んでいるだけだ"と思い込むだけで，メンタルストレスによる心身への悪影響が大幅に減少する」と述べています．

　また，メンタルストレスの緩和作用を持つとされる「オキシトシン（通称：幸せホルモン）」というホルモンが他者との接触や交流によって分泌されるため，家族や友人と過ごす時間を増やしたり，ペットを飼ったりするなど，日頃からオキシトシンの分泌が促進するような習慣を持つのも効果的です．アメリカでは1日に8回ハグをするとよいとされていますが，動物を抱いたり，友人と語り合ったりするだけでも，十分な効果を得られるともいわれています．

　ヨガなども一般に推奨されていますが，身体の柔軟性には個人差があること，またヨガの習得には相応の努力が求められることからも，万人が等しく十分な効果を得られるとはいいきれないでしょう．

※（参考サイト）TED：Kelly MacGonigal：How to make stress your friend（ストレスと友達になる方法）
https://www.ted.com/talks/kelly_mcgonigal_how_to_make_stress_your_friend?language=ja

感（患者の気持ちになる），保証・説得・指示（患者の"心の松葉づえ"になる）が有効である．また，精神疾患ではないが痛みや咬合の違和感を訴え，些細なことに敏感になっている患者には，ヨガなども推奨している．

6. セルフコントロールの指導

主に，

○就寝時の体位の注意：仰向けで眠るよう指導し，枕の高さ設定の見直しを促す（高すぎる場合は，首の下に畳んだタオルなどを敷いて代用させる）．

○覚醒時（日中）の注意：頬づえの禁止，家族・友人との会話や鼻歌など，"口を開閉して顎関節を動かすこと"を促す（その1つとして「ガム転がし」が推奨される）．

○開口訓練：1日に数回，3横指を目標に開口する練習を行う．

○自己牽引療法：滑液の循環を促進し，関節の違和感や関節痛の改善を促す（自己牽引療法の詳しい方法は，巻末付録を参照）．

○身体を鍛える，自律神経系を整える：ストレッチや有酸素運動による筋肉の改善，ウォーキングや水泳による基礎体力の改善．

などを指導する．セルフコントロールだけでは噛みしめの習癖の改善が見込めない場合，著者はBOTOX®注射を行っている．

7. 理学療法

歯科医師の行う理学療法には，マニュピレーション（筋肉や関節の治療の際に用いられるテクニック），トリガーポイントへのBOTOXの注射，コールドレーザー治療器による治療があるが，著者は装置を使わずに症状をコントロールできるマニュピレーションをとりわけ重要視している．主に「関節空隙の拡大」「滑液の循環の促進」を狙ってマニュピレーションを行い，多くの患者に奏功するが，本法に関するエビデンスはないため，以下に示す概略は著者個人の臨床的感覚をもとにした臨床報告である．医療関係者は専門書にあたって基本を学んでいただきたい．

1）顎関節症治療としてのマニュピレーションの目的，およびその臨床的効果

①目　的

○関節空隙の拡大

○滑液の循環の促進：通常は，開閉口運動のみでも滑液は十分に循環するはずだが，顎関節症患者（特に，日中の歯の接触時間が長い症例）では顎関節の不動状態が継続しやすく，滑液の循環が不十分である恐れがある．なお，一般的にいわれる「転位円板の捕捉」や「閉口筋のストレッチ」は，著者は目的としていない．

②臨床的効果

マニュピレーションによって，①患者の自覚症状の大幅な改善，②無痛開口距離の拡大，③咀嚼筋における硬結の消失，④関節痛の改善・消失，⑤下顎位の変化，といった効果が期待できる．その他，患者に噛みしめの習癖がある場合はそれを改善できれば，その後も良好な状態を継続できる．マニュピレーションは非侵襲的な治療法であるため，デメリットやリスクが生じにくいのも大きな利点である．

2）施術テクニック（p.42 図8）

施術終了後は，筋の硬結部，顎関節部，患者のコンディション，中心位の変化，無意識下の閉口位などを確認する．スプリントがある場合は，このとき（施術終了時）の下顎位において臼歯部が左右同時に接触するよう，調整が必要である．

○マニュピレーションにおける注意点

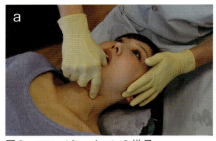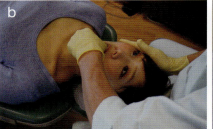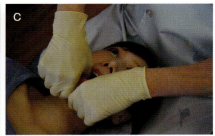

図8　マニュピレーションの様子
　a：大臼歯部に置いた拇指を強い力で押し下げる．反対側の下顎頭には上方への圧縮力が発生するため，注意を要する
　b：1分経過したらゆっくりと力を抜き，反対側にも同様の処置を行う
　c：両側の大臼歯部にそれぞれ拇指を置き，下顎を押し下げるイメージで，同時に強く1分間圧迫する

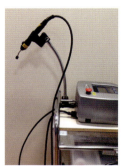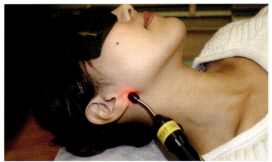

図9　Lumix2本体，および顎関節部への照射の様子

○2軸※の症例：関節に直接的に力を込めるため，理解力のない患者には本法は禁忌である．
○2軸でなくとも，患者の精神状態が不安定な症例においても本法は禁忌とする
○顎関節部に急性外傷や炎症などの急性病変がある症例では，炎症を助長することもある
○施術中，患者が痛みや違和感を訴えた場合は，即座に中止する
○大臼歯部に込める力はかなり強くても問題ないが，必ず患者の顔色や様子を見ながら施術を行う

3）トリガーポイントへのBOTOX®の注射

100単位のBOTOXを生理食塩水で溶解し，1人あたり30〜50単位ほどを左右の咀嚼筋および硬結部に注射する．1〜2週間ほどで硬結部は柔らかくなり，約4カ月間は効果の持続が認められる．注射の技法は専門家に教示してもらう必要がある．

4）コールドレーザー治療器による治療（図9）

著者の医院ではLumix2®（USA Laser Biotech Inc製，ウェイブレングス販売）という装置を用いており，患者に大変喜ばれている．痛みに対しては即効性があり，治癒も促進する．さらに，筋の硬結部分も10分後には柔らかくなり，非常に有効である[7]．

8. 歯科的治療

歯科的治療としては，スプリント療法（オルソペディック・リポジショニング・アプライアンス，スタビライゼーション・スプリント），最小限の咬合調整および咬合の再構成（咀嚼障害改善のため），必要に応じた投薬を行う．咬合の評価においては，下顎を中心位に誘導できることが基本的条件である．下顎位は，顎関節部の軟組織および硬組織の形状に依存する．顎関節症患者の多くは顎関節部が変形してしまっているが，治療によって再びその形状は変化するため，評価する咬合はその時点（治療後）での下顎位によるものである．

※顎関節症における2軸とは心理的，精神的に問題があることを意味する．

1）スプリント療法

著者は，顎関節症治療におけるスプリント療法は咬合治療の一種とは考えていない．

①オルソペディック・リポジショニング・アプライアンス：夜間の食いしばりによる関節外傷の防止を目的としている．

②スタビライゼーション・スプリント：関節への負荷を軽減し，筋肉の緊張を和らげる効果がある．

2）投　薬

高頻度に投薬が行われるが，症例によって多岐にわたり，専門性が高いので，ここでは省略する．

3）食事指導

基本的に通常と同じ食事内容でよい．また，食べやすいほうの歯で咀嚼して問題ない（偏咀嚼でも構わない）．ただし，固い煎餅のような物や，フランスパンのような弾力のある食物は関節に負担をかけるため，関節に違和感があるようであれば避けたほうがよい．

変形性顎関節症患者の場合は，抗酸化作用のある食品，線維素産生を促すビタミンC・ビタミンEを多く含む食品（野菜・果物・鮭など），アントシアニンを含む食品（ブルーベリー，赤ワインなど）を推奨する．アラキドン酸代謝に影響を与えてプロスタグランジンとロイコトリエンの生成を阻害する，オメガ3脂肪酸を含む食品，またEPA，DHAを含む青魚などもよい．

4）最小限の咬合調整および咬合の再構成

セルフコントロールのみでは顎関節への負荷の軽減が難しい症例の場合，必要に応じて分析の後に最小限の咬合調整を施すことがある．また症状の消失後に咬合障害が残った場合，そのままでは食物を咀嚼しにくいため，咬合を再構成することもある．

9. 経過観察

歯科医師や歯科医院スタッフらの簡易心理療法によるバックアップ，セルフコントロールの確認，歯科的経過観察が主である．

1）セルフコントロールの確認

①症状の安定性を診る

○症状が消失している：特に問題はない．

○症状が再発している：患者本人がそのことをどう受け止めているか（再発を気にしていない／再発を気にしている）を確認する．

②精神的な安定性を診る

○安定している：一度安定すれば，予想外の出来事にもさほど動揺しなくなる．

○何かと不安定である：メンタルストレスをコントロールできない，精神疾患がある，人格障害があるなど．

2）歯科的経過観察

○下顎位の安定性を診る：中心位がずれていないか，下顎が前方に出ていないか，最後臼歯だけが接触していないか．

【参考文献】
1）中沢勝宏：入門 顎関節症の臨床．医歯薬出版，東京，1993．
2）井出吉信，中沢勝宏：顎関節機能解剖図譜．クインテッセンス出版，東京，1990．
3）大村欣章：顎関節外側壁についての組織学的観察．口病誌，51：508-535，1986．
4）森本俊文：白筋，赤筋と中間筋（咀嚼筋筋線維の種類）．日本歯科評論別冊／顎関節小辞典：122-125，1990．
5）Palla S, Meyenberg K, et al：Relationships of the muscles of mastication to the articular disc of the temporomandibular joint. Helv Odont Acta, 30：105-124, 1986.
6）井出吉信，阿部伸一：日本人外側翼突筋の走行及び付着様式について．歯基礎医誌，33：206，1991．
7）顎関節症臨床の会編：歯科領域におけるレーザーを用いた疼痛緩和と治癒の促進．医学情報社，東京，2015．

付録 ①

自己牽引療法（あごのストレッチ）の方法

自己牽引療法とは，顎関節の機能回復を目的に，患者さんご自身で行っていただく，あごのストレッチです．無理のない範囲で，できるだけ毎日続けることで，顎関節の痛みや違和感は少しずつ解消されていきます．

①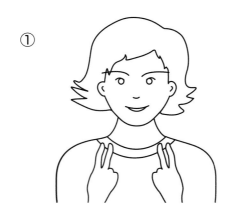

イスに背筋を伸ばしてしっかりと腰かけ，やや前傾姿勢（前かがみ）になりましょう（入浴中に行う場合は，湯船の中で背筋を伸ばして正座し，前かがみになりましょう）

②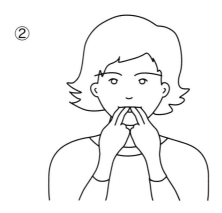

頭を約 60 度の角度で前傾させ，タテ方向に指が 2 本入る程度に口を開けて，両手の人差し指・中指を下の前歯にかけ，親指は外側からあごにかけましょう

③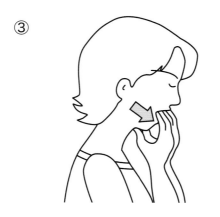

そのままあごを前方に，痛みを感じない程度の強さで引っ張りましょう（約 20 秒間）

このストレッチを，あごが重いと感じたときになどに行って下さい．入浴時などに，湯船の中であごをよく温めて血行をよくしてから行うと，より効果的です．

*コピーしてそのままお使いいただけます．
「顎関節症 Q&A」　巻末付録 I

付録②

日常生活での注意事項

　日常の，ちょっとしたくせの見直しやちょっとした心がけで，顎関節症の症状はグッとラクになります.

意識的に口を動かしましょう

　食事の時間以外にも，意識的に口を使う（顎関節を動かす）ことが大切です. 家族や友人と楽しくおしゃべりするほか, テレビを見ながらひとり言をいったりするのもよいです. おしゃべりができない場面（仕事中など）には，ガム転がし（噛んで丸めたガムを潰さないように口の中に入れておく）がオススメです.

うつぶせで寝ない

　うつぶせで寝ると, 寝ている間中ずっと顎関節を強く圧迫してしまい, とても危険です. あおむけで寝るようにしましょう. また, 高すぎる枕であおむけに寝ると, 自然とあごを引いた状態になってしまい, 歯を噛みしめやすくなります. 今お使いの枕が高いと感じたら, たたんだタオルなどを枕がわりにして寝てみてください.

頬づえをつかない

　頬づえも, 顎関節を圧迫するよくないくせです. 気をつけていても, つい頬づえをついてしまう場合は, あごの真下ではなく, できるだけほお骨の近く（ほほの横）に手を当てるようにしましょう.

毎日を気楽に過ごす

　これこそが, 顎関節症を治すために一番大切なことです. 調子がよくないときでも「まあ, こういう日もあるさ」と気楽にしていましょう. あごの調子ばかり気にせず, 軽い運動をしたり, ペットと遊んだりなど, 好きなことをして心からリラックスできる時間を過ごしましょう.

　また「よく笑う」ということも, 心と身体を強くする"元気の源"です. 家族や友人と楽しくおしゃべりしたり, お笑い番組を見たりして, お腹の底から笑う時間もあるとよいですね.

＊コピーしてそのままお使いいただけます.

「顎関節症 Q&A」　巻末付録Ⅱ

■ 著　者
中沢 勝宏 （なかざわ かつひろ）

■ 略　歴
1970年　　東京歯科大学卒業
1974年　　東京歯科大学大学院修了
　〃　　　同大学口腔外科学教室助手
1975年　　東京都墨田区にて開業
　　　　　その後；
　　　　　　中沢顎関節研究所併設
　　　　　　東京歯科大学非常勤講師
　　　　　　新潟大学非常勤講師
　　　　　　岩手医科大学非常勤講師

　公的役職 （過去を含む）
　　日本顎関節学会理事
　　日本顎顔面痛学会理事・監事
　　日本老人歯科医学会評議員
　　など

中沢歯科医院・中沢顎関節研究所　所在地
〒130-0013　東京都墨田区錦糸3-5-8

顎関節症 Q & A

発　行　平成 29 年 5 月 25 日　第 1 版第 1 刷

著　者　中沢 勝宏
©IGAKU JOHO-SHA Ltd., 2017. Printed in Japan
発行者　若松明文
発行所　医学情報社
　　　　　　〒113-0033 東京都文京区本郷 3 丁目 24-6-105
　　　　　　TEL 03-5684-6811　FAX 03-5684-6812
　　　　　　URL http://www.dentaltoday.co.jp

　　　　落丁・乱丁本はお取り替えいたします
　　　　禁無断転載・複写　ISBN978-4-903553-66-5

患者さんへの "ベストアンサー" シリーズ

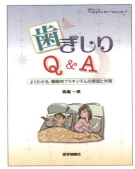 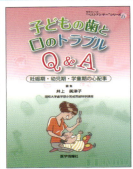 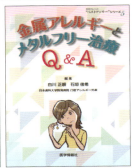

プレママと赤ちゃんの歯と口の健康 Q&A
井上美津子（元昭和大学教授）／藤岡万里（昭和大学非常勤講師） 著

顎関節症 Q&A
中沢勝宏（東京都開業） 著

歯ぎしり Q&A
馬場一美（昭和大学教授） 著

子どもの歯と口のトラブル Q&A
井上美津子（元昭和大学教授） 著

金属アレルギーとメタルフリー治療 Q&A
白川正順（元日本歯科大学教授）／石垣佳希（日本歯科大学准教授） 著

歯周病と全身の健康 Q&A
和泉雄一（東京医科歯科大学教授） 他編

息さわやかに Q&A
川口陽子（東京医科歯科大学教授） 編

口腔がん、口腔がん検診 Q&A
山本浩嗣（元日本大学松戸教授）／久山佳代（日本大学松戸教授） 著

指しゃぶり、おしゃぶり Q&A
井上美津子（元昭和大学教授） 著

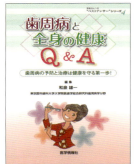 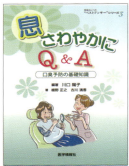 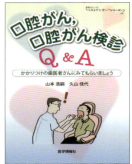 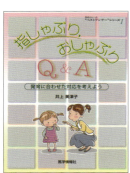

■ A4判　40〜48頁　カラー　■ 各定価：本体 3,000 円＋税